BEI GRIN MACHT SICH IHR WISSEN BEZAHLT

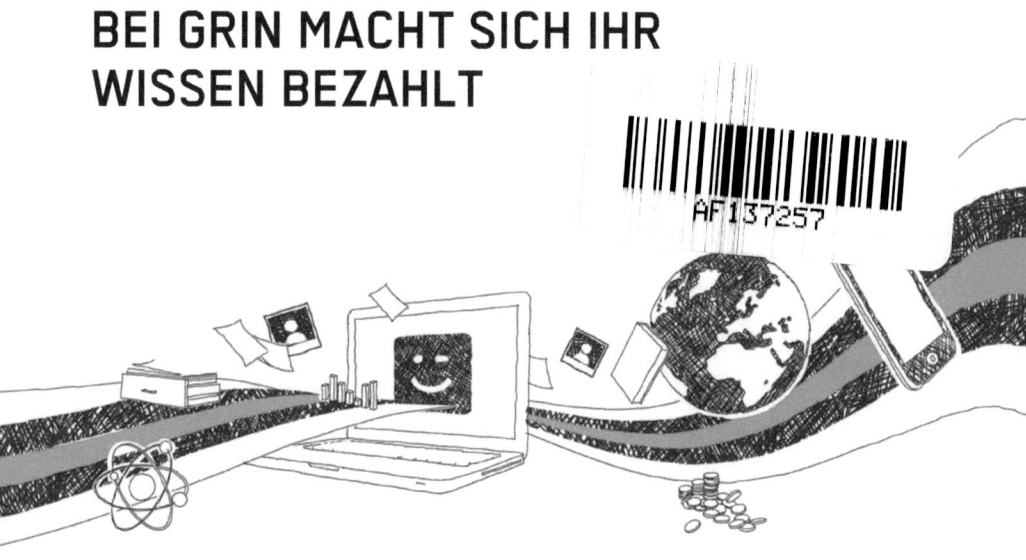

AF137257

- Wir veröffentlichen Ihre Hausarbeit,
  Bachelor- und Masterarbeit

- Ihr eigenes eBook und Buch -
  weltweit in allen wichtigen Shops

- Verdienen Sie an jedem Verkauf

Jetzt bei www.GRIN.com hochladen und kostenlos publizieren

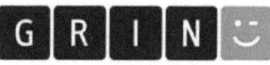

Bibliografische Information der Deutschen Nationalbibliothek:

Die Deutsche Bibliothek verzeichnet diese Publikation in der Deutschen National-
bibliografie; detaillierte bibliografische Daten sind im Internet über http://dnb.d-
nb.de/ abrufbar.

Impressum:

Copyright © 2011 GRIN Verlag, Open Publishing GmbH
Druck und Bindung: Books on Demand GmbH, Norderstedt Germany
ISBN: 978-3-668-13613-7

Dieses Buch bei GRIN:

http://www.grin.com/de/e-book/315367/die-historische-entwicklung-der-gesundheits-
und-krankenpflege-als-frauenberuf

Henriette Bartusch

Die historische Entwicklung der Gesundheits- und Krankenpflege als Frauenberuf

GRIN Verlag

GRIN - Your knowledge has value

Technische Universität Dresden
Fakultät Erziehungswissenschaften
Institut für berufliche Fachrichtungen
Berufliche Fachrichtung Gesundheit und Pflege
SS 2011 – Berufliche Handlungsfelder der Gesundheit und Pflege
Modul: BA-GP-M4 Berufliche Handlungsfelder der Gesundheit und Pflege

Die Gesundheits- und Krankenpflege als typischer Frauenberuf

Henriette Julia Bartusch
BA Lehramt Berufsbildende Schulen
Dresden, den 01.09.2011

Inhaltsverzeichnis

1. Einleitung

„Krankenpflege als (fast) ausschließlich den Frauen zugeschriebener Beruf ist eine „Erfindung" des 19. Jahrhunderts." [1]

So schildert Claudia Bischoff die nachhaltige Entwicklung der Krankenpflege. Noch heute hat man das Gefühl, dass ausschließlich Frauen die Berufsgruppe der Gesundheits- und Krankenpfleger vertreten. Doch warum ist dies so?

Ziel dieser Arbeit ist es deshalb, die Frage zu klären, warum sich die heutige Gesundheits- und Krankenpflege zu einem Frauenberuf entwickelt hat? Um diese Zielstellung zu erfüllen, ist die Arbeit folgendermaßen gegliedert. Zunächst dient eine Einleitung der Hinführung zum Thema. Darauf folgend wird die historische Entwicklung des Gesundheits- und Krankenpflegeberufes unter Berücksichtigung des 18. und 19. Jahrhunderts sowie die Rolle der bürgerlichen Frau im 19. Jahrhundert als Voraussetzungen und Vorbedingungen umrissen. Diese historischen und gesellschaftlichen Schilderungen sind für das Verständnis der darauffolgenden Ursachenerklärung wichtig und bilden eine Grundlage, um die folgenden Ursachen für die Verweiblichung der Krankenpflege verstehen und einordnen zu können. Den Voraussetzungen und Vorbedingungen folgt ein Kapitel, in dem die Ursachen für die Feminisierung der Krankenpflege im 19. Jahrhundert näher erörtert werden. Dieses Kapitel beantwortet die anfangs gestellte Frage. Ein abschließendes Kapitel klärt die Frage, ob die gegenwärtige Gesundheits- und Krankenpflege weiterhin eine Frauendomäne ist. Abschließend fasst eine Schlussbetrachtung die wichtigsten Aspekte der Arbeit zusammen und dient zugleich der Rückführung zum Thema.

Die Quellen zur Bearbeitung des zweiten und dritten Kapitels wurden über den Internet Katalog der sächsischen Landes- Staats- und Universitätsbibliothek Dresden sowie den OPAC-Katalog der Universitätsbibliothek Greifswald herausgesucht. Die Internetpräsens sowie die Datenbanken des Statistischen Bundesamtes Deutschland lieferten die Quellen für die Bearbeitung des vierten Kapitels. Dabei dienten Suchbegriffe wie Geschichte und Entwicklung der Krankenpflege, Krankenpflegeausbildung, Frauen

---

[1] Bischoff, Claudia (1997): Frauen in der Krankenpflege. Zur Entwicklung von Frauenrolle und Frauenberufstätigkeit im 19. und 20. Jahrhundert. 3., neubearb. und erw. Aufl., Frankfurt/Main; New York, S. 13.

in der Krankenpflege, Frauenberuf und -arbeit sowie Krankenpflege in Verbindung mit den Begriffen Beruf und Arbeit zur Findung geeigneter Quellen. Von den aufgeführten und gefundenen Quellen wurden im Nachhinein diejenigen zur Bearbeitung des Themas verwendet, die ein aktuelles Datum und verlässliche Quellen vorzuweisen hatten. Dazu besuchte ich die universitären Bibliothekseinrichtungen und wählte an den im Internet gefundenen Standorten die passende Literatur durch stichprobenartiges Lesen der Inhaltsverzeichnisse und der entsprechenden Kapitel aus. Bei meiner Literaturrecherche stellte sich schnell heraus, dass zu dem Thema Frauen in der Krankenpflege kaum deutsche Literatur verfügbar ist. Lediglich das Buch *Frauen in der Krankenpflege* von Claudia Bischoff beschäftigt sich mit diesem Thema ausführlich und scheint Vorreiter auf diesem Gebiet zu sein. Dieses diente als Grundlage zur Beantwortung der eigentlichen Fragestellung der Arbeit.

2. Voraussetzungen und Vorbedingungen

Mehrere Faktoren sind dafür verantwortlich, dass im 18./19. Jahrhundert Rufe und Überlegungen nach einer Reformierung der Krankenpflege lauter wurden. Es waren vor allem die Rufe nach ausgebildetem und anzahlmäßig mehr Krankenpflegepersonal, aber auch die sich wandelnde Rolle der bürgerlichen Frau. Diese Faktoren sind zugleich der Auslöser dafür, dass sich die Krankenpflege zu einem Frauenberuf entwickelte, da sich nun auch die Frage stellte, ob lieber Männer oder Frauen pflegen sollten. Dieses Kapitel soll einen zusammenfassenden Überblick über die wichtigsten Faktoren sowie die allgemeine Situation der Krankenpflege in den jeweiligen Jahrhunderten geben.

Die Entwicklung der Krankenpflege allgemein und damit auch die Entwicklung der Krankenpflege hin zu einem Frauenberuf müssen immer in Zusammenhang mit den Zeitumständen der Geschichte sowie der medizinischen Entwicklungen betrachtet werden.

2.1 Situation der Krankenpflege im 18. Jahrhundert

Im 18. und noch bis in das 19. Jahrhundert hinein wurde die Krankenpflege weitestgehend durch die Familie geleistet. Hier waren es vor allem die Frauen der Familie, die sich um die kranken Familienmitglieder kümmerten und auch dafür verantwortlich waren, die Töchter der Familie in diese Pflegeleistungen mit einzubeziehen und zu selbstständigem Pflegehandeln anzuleiten. Orte von medizinischen Handlungen wie Operationen oder Geburten waren oftmals noch die häusliche Umgebung.[2] Zudem war die außerhäusliche Pflege „überwiegend Dienstleistungen, die von Angehörigen christlich geprägter Lebensgemeinschaften erbracht wurden"[3].

Trotz dieser alt bewährten Traditionen setzten nun im 18. Jahrhundert Umgestaltungsprozesse ein, welche auch maßgeblich die Krankenpflege beeinflussten. Prägend und Hintergrund jeglicher Veränderungen auf dem Gebiet der Krankenpflege ist der in der zweiten Hälfte des 18. Jahrhunderts aufkommende und alle Lebensgebiete umfassende Begriff der „Aufklärung"[4]. Die Aufklärung war Ursache dafür, dass „Probleme der Gesellschaft in vermehrtem Maße Gegenstand des allgemeinen Nachdenkens"[5] wurden. Die Allgemeinheit neigte vermehrt dazu, „die Dinge in der Welt nicht nur zu verbessern, sondern sie auch jedem zugänglich zu machen"[6]. Bezogen auf die Krankenpflege hatte unter anderen dies zur Folge, dass sie „eine Krise ihres inneren und äußeren Gefüges"[7] erlebte. Deshalb ist nicht verwunderlich, dass in der Literatur zur Geschichte der Krankenpflege das 18. Jahrhundert auch als „dunkle Epoche"[8] der Krankenpflege beschrieben wird. So wurde die Krankenpflege auch unter der Fahne der Aufklärung neu überdacht. Dadurch entwickelten sich neue Ansprüche, die an Pflege gestellt wurden.

Auch der in den größeren Städten beginnende Wandel der Hospitäler zu Krankenhäusern legte einen entscheidenden Grundstein dafür, dass sich die Krankenpflege hin zu einem Frauenberuf entwickelte. Dieser Wandel stellte ebenso neue Anforderungen an die Krankenpflege.[9] Es gab mehrere Einflüsse, die diese Veränderung der Hospitäler förderten. Während ursprünglich in den Hospitälern die reine „äußere Versorgung"[10] im Vordergrund stand, rückte mit dem beginnenden Wandel immer mehr die Aufnahme von Kranken „zum Zwecke ihrer Heilung und zur Erforschung ihrer Krankheiten"[11] in das Blickfeld der in das Hospital einziehenden Medizin, welche nun als

---

[2] Sticker, Anna (Hg.) (1960): Die Entstehung der neuzeitlichen Krankenpflege. Deutsche Quellenstücke aus der ersten Hälfte des 19. Jahrhunderts. Stuttgart, S. 14-15.
[3] Kruse, Anna-Paula (1995): Krankenpflegeausbildung seit Mitte des 19. Jahrhunderts. 2. überarb. Aufl., Stuttgart; Berlin; Köln, S. 7.
[4] Seidler, Eduard (1993): Geschichte der Medizin und der Krankenpflege. 6., neubearb. und erw. Aufl. Stuttgart; Berlin; Köln, S. 143.
[5] Ebd.: S. 144.
[6] Ebd.
[7] Ebd.: S. 159.
[8] Ebd.
[9] Vgl. Seidler, Eduard (1993): S. 160.
[10] Sticker, Anna (Hg.) (1960): S. 15.
[11] Seidler, Eduard (1993): S. 161.

„forschende, lehrende und praktizierende Institution"[12] dort fungierte. Immer mehr änderten sich auch die Klientelen, welche sich dort in Behandlung begaben. Statt der „Kranken und Alten, denen es aus Armut und allgemeiner Unversorgtheit an der damals selbstverständlich in der Familie getätigten Pflege mangelte"[13], zog es nun – unter anderem aufgrund des „Wandels im Ärztestand"[14] – „Bürger, Adlige oder Patrizier"[15] in die Krankenhäuser. Um dem geschilderten Wandel gerecht zu werden, war es immer mehr notwendig, über die Krankenpflege nachzudenken. Das bedeutete auch, sich über passendes Pflegepersonal Gedanken zu machen.[16]

Es ist festzuhalten, dass das 18. Jahrhundert die Krankenpflege durch die Entwicklung großer Krankenhäuser, den Wandel der pflegerischen Obliegenheiten aufgrund neuer Ansprüche in der Heilkunde und dem wenig vorhandenen qualifizierten Pflegepersonal schwer erschütterte und damit zu Veränderungen zwang.[17]

2.2 Situation der Krankenpflege im 19. Jahrhundert

Die Ausübung der Krankenpflege war im 19. Jahrhundert noch nicht rechtlich geregelt. Jedem war es möglich, krankenpflegerische Aufgaben auszuüben. Folge war ein völlig unqualifiziertes Pflegepersonal wie auch ein gesellschaftlich geringes Ansehen derselbigen. Krankenpflegepersonal wurde dementsprechend der Titel der LohnwärterInnen zugesprochen. Die LohnwärterInnen waren unterbezahlt und Bedienungsgeld aber auch Beschenkungen wurden von den Krankenhäusern mit als Bestandteil des Lohnes bewertet. Aufgrund der geschilderten Tatsachen kam es nun zu ersten Reformvorschlägen zur Verbesserung der Krankenpflege.[18]

Hintergrund zahlreicher Veränderungen in der Krankenpflege des 19. Jahrhunderts bilden verschiedene politische und gesellschaftliche Faktoren. Zu diesen Faktoren zählen zum einen das Wachstum der Bevölkerung und der Städte, bedingt durch die Industrialisierung, welche es nötig machten immer mehr Menschen pflegerisch zu versorgen. Zum anderen sorgten auch die Sozialgesetzgebung mit Krankenversicherungs-, Unfallversicherungs- und Invaliden- und Altersversicherungsgesetz sowie der Kranken-

---

[12] Ebd.: S. 160-161.
[13] Sticker, Anna (Hg.) (1960): S. 15.
[14] Seidler, Eduard (1993): S. 161.
[15] Möller, Ute; Hesselbarth, Ulrike (1994): Die geschichtliche Entwicklung der Krankenpflege. Hintergründe, Analysen, Perspektiven. Hagen, S. 55.
[16] Vgl. Seidler, Eduard (1993): S. 161.
[17] Vgl. ebd.: S. 162.
[18] Vgl. Kruse, Anna-Paula (1995): Krankenpflegeausbildung seit Mitte des 19. Jahrhunderts. 2. überarb. Aufl., Stuttgart; Berlin; Köln, S. 13-14.

hausbau für das vermehrte Einsetzen von Änderungen in der Krankenpflege.[19] Es zog nun immer mehr Menschen in die Krankenhäuser, die es sich leisten konnten, pflegerische Versorgung in Anspruch zu nehmen. Auch die rasante Weiterentwicklung der Medizin durch neue Entdeckungen und Erfindungen sowie die „veränderte Einstellung zur außerhäuslichen Arbeit der Frau"[20] beeinflussten die Krankenpflege maßgeblich und bildeten zugleich auch Voraussetzungen für die Entwicklung der Krankenpflege zu einem Frauenberuf.[21] Weitere wichtige Faktoren bilden die vielen Kriege mit ihren Verwundeten, der Pauperismus, die Industrialisierung sowie die „Verlagerung des Lebens aus Haus und Familie in die Betriebe und die Öffentlichkeit"[22].

Es ist festzuhalten, dass es aufgrund der geschilderten Entwicklungen auch zu einer wachsenden Anzahl an potenziellen Patienten kam, die nun von den Neuerungen die das 19. Jahrhundert hervorbrachte, profitieren wollten und konnten.

2.3 Die bürgerliche Frauenrolle im 19. Jahrhundert

Die bürgerliche Frau im 19. Jahrhundert symbolisierte in Abgrenzung zum Adel „das Leitbild der treuen Gattin […], liebenden Mutter und tüchtigen Hausfrau und das Ideal der Liebesehe"[23]. Vor allem durch den Beginn der Lohnarbeit, durch die Entwicklung der bürgerlich-kapitalistischen Gesellschaft, welcher eine Verlagerung des Lebens aus dem ganzen Haus darstellte, wurde die Rolle der Frau neu definiert und auf oben genannte Rollen festgeschrieben. Diese Eingrenzung der Tätigkeitsfelder der bürgerlichen Frau bedeutete auch, dass die Frau aus jeglicher Erwerbsarbeit verdrängt und zu einem Hochschulstudium nicht zugelassen wurde. Während die Frauen der Unterschichten selbstverständlich einer Lohnarbeit nachgingen, um ihren Lebensunterhalt und den der Familie zu sichern, war hingegen das Betätigungsfeld der Frau des gehobenen Bürgertums nun immer mehr auf die Hausarbeit beschränkt. Dies bedeutete für die bürgerliche Frau auch ein Abhängigkeitsverhältnis zu ihrem Ehepartner, welcher als Ernährer der Familie fungierte und als Einziger von beiden Geld verdiente. Vor allem die Trennung zwischen dem Privaten und Beruflichen, die zugleich die Trennung zwischen weiblicher Hausarbeit als Liebestätigkeit und männlicher Erwerbstätigkeit gegen Entgelt wider-

---

[19] Vgl. ebd.: S. 16.
[20] Ebd.: S. 15.
[21] Vgl. ebd.: S. 14-17.
[22] Sticker, Anna (Hg.) (1960): S. 13.
[23] Knapp, Ulla (1984): Frauenarbeit in Deutschland. Band 1Ständischer und bürgerlicher Patriarchalismus. Frauenarbeit und Frauenrolle im Mittelalter und im Bürgertum des 19. Jahrhunderts. München, S. 172.

spiegelt, ist verantwortlich für diese Entwicklung. Das Haus und die bürgerliche Familie stellten für die Frau den Ort dar, in dem sie ihren Pflichten als Gattin, Hausfrau und Mutter nachgehen und wo sie die Töchter der Familie auf ihre typisch weiblich ideologisierten Rollen zuschneiden konnte. Die durch die Frau im Haus verrichtete Arbeit fand gesellschaftlich kaum Anerkennung und wurde zudem nicht entlohnt. Der einzige Lohn bestand in der Bestätigung durch Ehemann oder Kinder. Der primäre Zweck der Hausarbeit bestand darin, die Voraussetzung für die Produktion und Reproduktion von Arbeitskräften zu schaffen.[24]

Zur Fundierung jener Arbeitsteilung von weiblicher Hausarbeit und männlicher Lohnarbeit wurden beiden Geschlechtern bestimmte Charaktere zugeordnet. Während der Mann als „stark, kämpferisch, durchsetzungsfähig und egoistisch galt und somit beherrschend war"[25], sollte die Frau „aufopfernd, selbstlos, schwach, ängstlich und abhängig sein, mit einem Wort „untertänig""[26]. Diese typisch männlichen und weiblichen Attribute wurden als den Geschlechtern von Natur mitgegeben betrachtet, waren sie doch eigentlich gesellschaftlich konstruiert. So galt es als selbstverständlich, dass die bürgerliche Frau die Hausarbeit verrichtete, da genau diese Arbeit die ihr zugeschriebenen Eigenschaften abdeckte.[27]

In die Ausbildung der bürgerlichen Töchter wurden kaum finanzielle Mittel investiert. Ab dem 6. Lebensjahr verlief die Ausbildung der Töchter und Söhne völlig getrennt voneinander. Während die Jungen spezielle Schulen für das männliche Geschlecht besuchten, wurden die Mädchen durch eine Gouvernante beziehungsweise eine/n HauslehrerIn unterrichtet oder besuchten eine private Mädchenschule. Später besuchten sie höhere Töchterschulen, die unter privater Trägerschaft standen. Dort erworbene Abschlusszeugnisse berechtigten jedoch nicht zum Hochschulzugang. Seit dem letzten Drittel des 19. Jahrhunderts entstanden berufsvorbereitende Schulen, unter anderem auch für den sozialpflegerischen Bereich, welche jedoch weiterhin in privater Hand und damit unzureichend organisiert waren. Funktion der Ausbildung war es vor allem die Mädchen aufzubewahren, bis sie den Bund der Ehe schlossen und sie von Beschäftigungen, die nicht den „weiblichen Tugenden – Unterordnung, Schamhaftigkeit, Ordnungsliebe und Fleiß –"[28] entsprachen, abzuhalten. Beigebracht wurde den Mädchen vor

---

[24] Vgl. ebd.: S. 164-174.
[25] Möller, Ute; Hesselbarth, Ulrike (1994): S. 67.
[26] Ebd.: S. 67.
[27] Vgl. ebd.
[28] Knapp, Ulla (1984): S. 185.

allem „Passivität, die Fähigkeit und Bereitschaft, den Ausschluss aus dem gesellschaftlichen Leben, die Unterdrückung der eigenen geistigen Potenz geduldig zu ertragen"[29].

Durch den geschilderten Ausschluss des weiblichen Geschlechts aus den Berufs – und Bildungschancen entwickelte sich somit „eine geschlechtsspezifische Situs- und Statussegregation des Bildungswesens, deren Wirkungen bis heute spürbar sind"[30].

Da im Laufe des 19. Jahrhunderts der Bedarf an qualifiziertem Personal in der Krankenpflege wuchs und unverheiratete, bürgerliche Frauen kaum in der Lage waren, ihren Lebensunterhalt allein zu bestreiten, wurde nun der Berufsweg auch für Frauen zugänglicher. Allerdings waren nicht alle Bereiche für Frauen zugänglich. Es waren vor allem die Berufsfelder, welche Männer den Frauen übrig ließen und die Hausarbeitsnähe repräsentierten, in denen sich Frauen betätigen durften. Dazu gehörte wie selbstverständlich die Krankenpflege. So waren es „die natürlichen Eigenschaften der Frau gepaart mit christlichen Vorstellungen von Entsagungen, Unterordnung und Selbstverleugnung", die mit dazu führten, dass „Krankenpflege zu einem bürgerlichen Frauenberuf wurde"[31]. Dabei verstand man unter Beruf keine Lohntätigkeit, welche berufliche Qualifikation im Sinne einer Ausbildung voraussetzte, sondern eine Liebstätigkeit, die bei den Ausführenden bestimmte charakterliche Merkmale voraussetzte.[32]

Zusammenfassend ist zu sagen, dass vor allem durch die Industrialisierung und der damit verbundenen Trennung von Haus und Arbeit sich bestimmte Vorstellungen von den Aufgaben und Eigenschaften von Mann und Frau in der Gesellschaft durchsetzten. Dies hatte eine geschlechtsspezifische Segregation des Arbeitsmarktes zur Folge.

3. Ursachen für die Feminisierung der Krankenpflege im 19. Jahrhundert

Laut Claudia Bischoff gibt es drei Ursachen, die hauptsächlich zu einer Verweiblichung der Pflege führten. Dazu zählen die Ergänzungsfunktion der Pflege gegenüber der Medizin, die Ausbeutbarkeit des weiblichen Arbeitsvermögens sowie die Nähe der Krankenpflege zur Hausarbeit.[33] Diese Ursachen sollen im Folgenden näher erläutert werden.

Die Hervorbringung der naturwissenschaftlichen Medizin und ihr begrenzter Blick auf den Körper des Menschen waren ausschlaggebend dafür, dass die Kranken-

---

[29] Ebd.: S. 185.
[30] Ebd.: S. 187.
[31] Möller, Ute; Hesselbarth, Ulrike (1994): S. 67.
[32] Vgl. ebd.: S. 67.
[33] Vgl. Bischoff, Claudia (1997): S. 93.

pflege als Ergänzung zu medizinischen Leistungen herangezogen wurde. Die Entwicklung der naturwissenschaftlichen Medizin „zu einer Betrachtung weg vom Kranksein des ganzheitlichen Kranken hin zu einer Betrachtung der organfixierten Krankheit"[34] bedeutete auch eine Distanzierung derselbigen von „Alter, Tod und Sterben, von chronischen und unheilbaren Krankheiten als nicht beherrschbaren Elementen"[35]. Behandlungen ohne Betrachtung des Menschen als ein Ganzes – unter anderem die Vernachlässigung natürlicher Bedürfnisse wie Waschen, Kleiden, Ausscheiden – und die Anwendung neuster technischer Errungenschaften allein brachten keine zufriedenstellenden Behandlungsergebnisse hervor. Eine entsprechende Pflege und Nachbehandlung war umso nötiger, um die medizinischen Behandlungen zu komplettieren. Die bürgerlichen Frauen mit ihrer Emotionalität und Passivität, die sich schon den Ehemännern unterordnen mussten, eigneten sich perfekt als weiblicher Krankenpflegestand, der sich der Medizin hingab und gehorsam Anordnungen befolgte und ausführte. So funktionalisierte die Medizin die weibliche Krankenpflege für ihre Zwecke und machte sich die bürgerliche Frauenrolle zu Nutzen. Obwohl Medizin und Krankenpflege ohne einander nicht existieren konnten und sich beide Bereiche ergänzen, verhält es sich teilweise noch im 21. Jahrhundert so, dass Krankenpflege und Medizin nicht gleichgestellt sind. Die geschlechtsspezifische Trennung und Unterordnung der Krankenpflege hinsichtlich der Medizin wird auf gesellschaftlicher Ebene durch die Trennung und Unterordnung der Hausarbeit bürgerlicher Frauen unter die Lohnarbeit des Mannes symbolisiert. Auch auf persönlicher Ebene wurde die Krankenschwester zur Ergänzung des Arztes. Während der Arzt sich immer mehr vom Patienten entfernte, brauchte er nun eine assistierende Kraft, die seine Therapie und Anordnungen bereitwillig und gewissenhaft fortsetzte und durchführte. Hervorzuheben ist, dass die krankenpflegerischen Aufgaben vor allem arztorientiert und weniger patientenorientiert waren. Die geschilderten Tatsachen resultierten neben der Verweiblichung der Krankenpflege in zwei weiteren folgenschweren Ergebnissen. Zum einen die Entwicklung der Krankenpflege zu einem Hilfsberuf und zum anderen die Hinderung der Entwicklung der Krankenpflege hin zu einer selbstständigen Wissenschaft.[36]

Der Tatsache geschuldet, dass Schwestern Ende des 19. Jahrhunderts nun auch auf Männerstationen eingesetzt werden sollten, die nun auch wieder die alte Frage, ob

---

[34] Wolff, Horst-Peter; Wolff, Jutta (1994): Geschichte der Krankenpflege. Basel; Eberswalde, S. 78.
[35] Bischoff, Claudia (1997): S. 97.
[36] Vgl. ebd.: S. 96-102.

Männer oder Frauen pflegen sollten, zu Tage brachte und letztendlich zu Gunsten der Frauen ausfiel, folgte nun eine ökonomische Ausbeutung des weiblichen Arbeitsvermögens. Die Entscheidung für das weibliche Geschlecht untermauert ein Zitat des Arztes Rudolf Virchow aus dem Jahre 1869:

> „Ich halte es für überaus wichtig, daß man auch bei uns den Versuch mache, eine Ausdehnung der weiblichen Pflege auf Männerabtheilungen zu erlangen [...] weil in der Hand einer gebildeten weiblichen Person die Sorge auch für einen Mann sicherer ruht"[37].

Zwei Gründe brachten eine Diskussion über die bereits gestellte Frage, ob Mann oder Frau, hervor. Erstens entsprach das unqualifizierte Personal der WärterInnen lange nicht mehr den Ansprüchen der sich immer rasanter weiterentwickelnden Medizin. Zweitens waren die von den Mutterhäusern[38] den Krankenhäusern zur Verfügung gestellten Schwestern zahlenmäßig viel zu gering, um den wachsenden Bedarf an medizinischer Verpflegung abzudecken. Auch die geistliche Prägung der Schwestern führte zu Problemen, da sie sich bestimmten Aufgaben verweigerten. So kam es dazu, dass sich Ärzte und auch Krankenhausverwaltungen dazu entschieden, die bürgerliche Frau für die Durchführung der Krankenpflege zu nutzen. Zumal für diese Frauen nicht mehr Lohn als für die religiösen Schwestern aufzubringen war und sie weitaus günstiger waren als männliches Personal.[39] So wurde auch hier der niedrige gesellschaftliche Status der Frau, welcher eine Unterbezahlung derselbigen zur Folge hatte, für die Medizin nutzbar gemacht. Die bürgerliche Frau – als erschwingliche und zudem von ihren naturgegebenen Eigenschaften untertänige Person – war aus ökonomischer Perspektive die günstigste Arbeitskraft für die unter Kostendruck stehenden Krankenhäuser.

Die dritte Ursache für die Entwicklung der Krankenpflege hin zu einem Frauenberuf liegt darin, dass die Krankenpflege Hausarbeitsnähe repräsentierte. Der bereits in Kapitel 2.3 erwähnte Zweck der Hausarbeit, die Voraussetzung für die Produktion und Reproduktion von Arbeitskraft zu schaffen, spiegelte sich auch in der Krankenpflege wider. Ähnlichkeiten bestanden auch in den Arbeitsinhalten sowie zwischenmenschli-

---

[37] Virchow, Rudolf (1869): Die berufsmäßige Ausbildung zur Krankenpflege auch außerhalb der bestehenden kirchlichen Organisation. In: Die Berliner Frauen-Vereins-Conferenz am 5. und 6. November 1869, S. 87. Zitiert nach: Panke-Kochinke, Birgit (2003): Die Geschichte der Krankenpflege (1679-2000). Ein Quellenbuch. 2. Aufl., Frankfurt/Main, S. 65.
[38] Mutterhäuser sind von Theodor Fliedner im Jahre 1836 in Kaiserswerth gegründete protestantische Krankenpflegeschulen, in denen Diakonissen praktisch und theoretisch ausgebildet wurden. Vgl. Oehme, Johannes; Schmoeger, Rolf (1998): Geschichte der Krankenpflege mit Daten zu Medizin , Naturwissenschaft, Technik und Geschichte. 4., überarb. Aufl., München, S. 44.
[39] Vgl. Bischoff, Claudia (1997): S. 102-103.

chen Beziehungen. In den Bereichen Krankenpflege und Hausarbeit ging es um den ganzheitlichen Menschen und seine natürlichen Bedürfnisse. Auch die Aufgabenbereiche der Krankenpflege wie „für Ruhe, Ordnung, Sauberkeit, reibungslosen Ablauf und Disziplinierung des Patienten [...] zu sorgen"[40], lassen es zu, eine Parallele zur Hausarbeit zu ziehen. In den zwischenmenschlichen Beziehungen verhielt sich die Krankenpflege ähnlich hierarchisch organisiert wie in der häuslichen Umgebung. Die Schwester war dem Arzt, wie die bürgerliche Frau ihrem Mann, unterstellt. Sie musste sich um ihre Patienten, wie die bürgerliche Mutter um ihre Kinder, aufopfernd sorgen.

4. Status quo des Geschlechterverhältnisses in der gegenwärtigen Gesundheits- und Krankenpflege

Da nun aufgezeigt wurde, dass sich die Krankenpflege im 19. Jahrhundert endgültig zu einem Frauenberuf entwickelt hat, ist es nun wichtig, einen Blick auf das aktuelle Geschlechterverhältnis im gegenwärtigen Berufsfeld Gesundheits- und Krankenpflege zu werfen. Aktuelle Daten beantworten im Folgenden die Frage, ob die gegenwärtige Gesundheits- und Krankenpflege weiterhin ein von Frauen dominierter Beruf ist.

> „In Deutschland werden Pflegeberufe nach wie vor in erster Linie von jungen Frauen erlernt. Bei der Berufswahl von jungen Männern spielen Berufe wie Gesundheits- und Krankenpfleger oder Altenpfleger nur eine untergeordnete Rolle. Wie das Statistische Bundesamt (Destatis) mitteilt, waren im Herbst 2009 von den rund 51200 Jugendlichen, die eine Berufsausbildung in einem Pflegeberuf begannen, 19% männlich. Bezogen auf alle Ausbildungsanfänger erlernte damit jeder 32. Mann einen Pflegeberuf, aber immerhin knapp jede neunte Frau. Insgesamt ist die Zahl der Ausbildungsanfänger- und -anfängerinnen in Pflegeberufen gegenüber 1999 um 25% gestiegen, bei Frauen um 21%, bei Männern um 44%."[41]

Folglich sind 81 %, also rund vier Fünftel der AusbildungsanfängerInnen in Pflegeberufen weiblich. Allerdings umfasst der Artikel Aussagen über die Anzahl von Ausbildungsanfängern in der Gesamtheit der Pflegeberufe, jedoch steht er exemplarisch auch für die Gesundheits- und Krankenpflege.

Zahlen die das gegenwärtige Geschlechterverhältnis in der Gesundheits- und Krankenpflege repräsentieren und die Entwicklung des Geschlechterverhältnisses der

---

[40] Ebd.: S. 128.
[41] Statistisches Bundesamt Deutschland (2011): 19% der Ausbildungsanfänger in Pflegeberufen sind männlich. Unter:
http://www.destatis.de/jetspeed/portal/cms/Sites/destatis/Internet/DE/Presse/pm/zdw/2011/PD11__029__p002.psml (28.08.2011)

Jahre 2000 bis 2009 nachvollziehen, liefert ein Personalbericht über das deutsche Gesundheitswesen des Deutschen Statistischen Bundesamtes aus dem Jahre 2010. Aus diesem geht hervor, dass im Jahre 2009 insgesamt 812.000 Gesundheits- und KrankenpflegerInnen in Deutschland arbeiteten. Davon waren 114.000 männlichen und 698.000 weiblichen Geschlechts. Das bedeutet eine Frauenquote von rund 86%, was mehr als deutlich bestätigt, dass auch der heutige Gesundheits- und Krankenpflegeberuf weiterhin noch eine Frauendomäne darstellt. Die Entwicklung der Personalgeschlechter der Jahre 2000 bis 2009 zeigt auf, dass die Anzahl der beschäftigten Männer in diesen neun Jahren um 20.000 und die der Frauen um 75.000 gestiegen ist, wobei sich die Gesamtanzahl der in der Gesundheits- und Krankenpflege Beschäftigten um 95.000 erhöht hat.[42] Zusammenfassend zeigen die aktuellen Zahlen, dass bis heute eine Frauendominanz auf dem Arbeitsmarkt vorzufinden ist.

5. Schlussbetrachtung

„Eine Schwester für Kranke zu sein, den Kranken mit schwesterlicher Liebe, Fürsorglichkeit und Hilfsbereitschaft beizustehen – eine schönere Berufsaufgabe kann es doch für eine Frau fast nicht geben."[43]

Julius Hackethal zeichnet ein Bild, das die in der Gesellschaft weit verbreiteten Vorstellungen über die idealen Eigenschaften einer Schwester belegt und schlussfolgert damit eine geschlechtsspezifische Berufszuschreibung. Doch nicht allein die für den Krankenpflegeberuf perfekt geeigneten Eigenschaften einer Frau führten dazu, dass sich die heutige Gesundheits- und Krankenpflege als Frauendomäne konstituierte. Die Ausführungen Claudia Bischoffs belegen, dass sich die Krankenpflege unter Voraussetzung der Entwicklungen im 18. und 19. Jahrhundert zu einem Frauenberuf entwickelte. Die Krankenpflege rückte in das Blickfeld zahlreicher Überlegungen, aufgrund der beschriebenen Veränderungen auf verschiedensten Ebenen. So wurde auch eine der vielen Überlegungen, „ob sie in erster Linie ein Männerberuf oder ein Frauenberuf sei, zugunsten der Frau entschieden"[44]. Hauptursachen für die Favorisierung von Frauen lagen in

---

[42] Vgl. Statistisches Bundesamt Deutschland (2010): Gesundheit. Personal 2000 bis 2009. Unter: http://www.destatis.de/jetspeed/portal/cms/Sites/destatis/Internet/DE/Content/Publikationen/Fachveroeffentlichungen/Gesundheit/Gesundheitspersonal/PersonalLange_20Reihe2120732097004,property=file.pdf (28.08.2011)
[43] Hackethal, Julius (1977): Nachoperation. Wien, S. 248.
[44] Sticker, Anna (Hg.) (1960): S. 45.

der Ergänzungsfunktion der Pflege gegenüber der Medizin, der Ausbeutbarkeit des weiblichen Arbeitsvermögens sowie der Nähe der Krankenpflege zur Hausarbeit.

Noch heute gilt die Gesundheits- und Krankenpflege als ein typischer Frauenberuf. Dies belegen auch aktuelle Zahlen des Statistischen Bundesamtes auf makroskopischer Ebene. Aus meinen eigenen Erfahrungen kann ich die gegenwärtige Frauendominanz nur bestätigen. So haben nur drei Männer aber vierzehn Frauen 2007 die Berufsausbildung zum/zur Gesundheits- und KrankenplegerIn mit mir begonnen. Auch hier spiegelt sich auf mikroskopischer Ebene das Verhältnis von rund 20% Männern zu rund 80% Frauen. Auf meiner Prüfungsstation gab es unter dem Pflegepersonal keinen einzigen Mann, was die Arbeit oftmals erschwerte. Was zu der Frage überleitet, ob es nicht sinnvoll wäre eine Reintegration der Männer in die Gesundheits- und Krankenpflege anzukurbeln beziehungsweise anzustreben? Sicherlich gäbe es genügend Gründe, die dafür plädieren, dass ein ausgewogenes Geschlechterverhältnis unter dem Pflegepersonal herrscht. Diese Frage zu beantworten, wäre jedoch Aufgabe einer weiteren Untersuchung.

6. Literatur- und Quellenverzeichnis

Arnold, Doris (2008): „Aber ich muss ja meine Arbeit schaffen!". Ein ethnografischer Blick auf den Alltag im Frauenberuf Pflege. Frankfurt/Main.

Beck-Gernsheim, Elisabeth (1981): Der geschlechtsspezifische Arbeitsmarkt. Zur Ideologie und Realität von Frauenberufen. 2. Aufl., Frankfurt/Main; New York.

Bischoff, Claudia (1997): Frauen in der Krankenpflege. Zur Entwicklung von Frauenrolle und Frauenberufstätigkeit im 19. und 20. Jahrhundert. 3., neubearb. und erw. Aufl., Frankfurt/Main; New York.

Hackethal, Julius (1977): Nachoperation. Wien.

Knapp, Ulla (1984): Frauenarbeit in Deutschland. Ständischer und bürgerlicher Patriarchalismus. Frauenarbeit und Frauenrolle im Mittelalter und im Bürgertum des 19. Jahrhunderts. München.

Kruse, Anna-Paula (1995): Krankenpflegeausbildung seit Mitte des 19. Jahrhunderts. 2. überarb. Aufl., Stuttgart; Berlin; Köln.

Möller, Ute; Hesselbarth, Ulrike (1994): Die geschichtliche Entwicklung der Krankenpflege. Hintergründe, Analysen, Perspektiven. Hagen.

Oehme, Johannes; Schmoeger, Rolf (1998): Geschichte der Krankenpflege mit Daten zu Medizin, Naturwissenschaft, Technik und Geschichte. 4., überarb. Aufl., München.

Panke-Kochinke, Birgit (2003): Die Geschichte der Krankenpflege (1679-2000). Ein Quellenbuch. 2. Aufl., Frankfurt/Main.

Rabe-Kleberg, Ursula (1993): Verantwortlichkeit und Macht. Ein Beitrag zum Verhältnis von Geschlecht und Beruf angesichts der Krise traditioneller Frauenberufe. Bielefeld. (Wissenschaftliche Reihe; Bd. 54)

Schweikardt, Christoph (2008): Die Entwicklung der Krankenpflege zur staatlich anerkannten Tätigkeit im 19. und frühen 20. Jahrhundert. Das Zusammenwirken von Modernisierungsbestrebungen, ärztlicher Dominanz, konfessioneller Selbstbehauptung und Vorgaben preußischer Regierungspolitik. München.

Seidler, Eduard (1993): Geschichte der Medizin und der Krankenpflege. 6., neubearb. und erw. Aufl., Stuttgart; Berlin; Köln.

Sticker, Anna (Hg.) (1960): Die Entstehung der neuzeitlichen Krankenpflege. Deutsche Quellenstücke aus der ersten Hälfte des 19. Jahrhunderts. Stuttgart.

Wolff, Horst-Peter; Wolff, Jutta (1994): Geschichte der Krankenpflege. Basel; Eberswalde.

Internetquellen

Statistisches Bundesamt Deutschland (2011): 19% der Ausbildungsanfänger in Pflegeberufen sind männlich. Unter:
http://www.destatis.de/jetspeed/portal/cms/Sites/destatis/Internet/DE/Presse/pm/zdw/20
11/PD11_029_p002.psml (28.08.2011)

Statistisches Bundesamt Deutschland (2010): Gesundheit. Personal 2000 bis 2009. Unter:
http://www.destatis.de/jetspeed/portal/cms/Sites/destatis/Internet/DE/Content/Publikatio
nen/Fachveroeffentlichungen/Gesundheit/Gesundheitspersonal/PersonalLange_20Reihe
2120732097004,property=file.pdf (28.08.2011)

BEI GRIN MACHT SICH IHR
WISSEN BEZAHLT

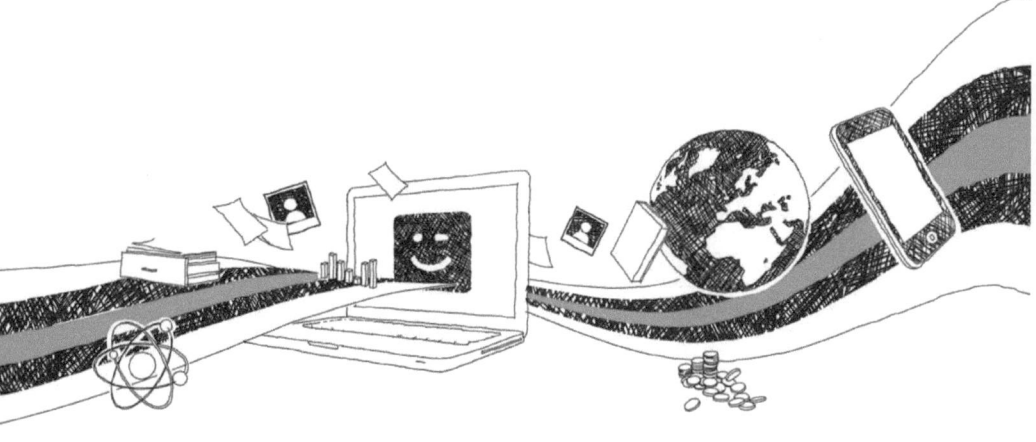

- Wir veröffentlichen Ihre Hausarbeit,
  Bachelor- und Masterarbeit

- Ihr eigenes eBook und Buch -
  weltweit in allen wichtigen Shops

- Verdienen Sie an jedem Verkauf

Jetzt bei www.GRIN.com hochladen
und kostenlos publizieren

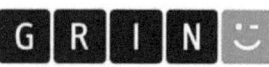